46 Ricette per contribuire a ridurre i crampi mestruali:

Elimina il dolore e il disagio utilizzando i rimedi alimentari del tutto naturali

Di

Joe Correa CSN

DIRITTO D'AUTORE

Questa pubblicazione è stata progettata per fornire informazioni accurate e autorevoli per quanto riguarda la materia disciplinata. Viene venduto con la consapevolezza che né l'autore né l'editore si impegnano a fornire consulenza medica. Se è necessario, consultare uno specialista. Questo libro è considerato una guida e non deve essere usato in alcun modo potenzialmente dannoso per la salute. Consultare un medico prima di iniziare questo piano nutrizionale per assicurarsi che sia adatto al caso.

RINGRAZIAMENTI

Questo libro è dedicato a tutti i miei amici e famigliari che hanno avuto problemi di salute, sia leggeri che gravi, affinché possano trovare i rimedi giusti ed effettuare i necessari cambiamenti nella propria vita.

46 Ricette per contribuire a ridurre i crampi mestruali:

Elimina il dolore e il disagio utilizzando i rimedi alimentari del tutto naturali

Di

Joe Correa CSN

CONTENUTI

Diritto d'autore

Ringraziamenti

Cenni sull'autore

Introduzione

46 Ricette per contribuire a ridurre i crampi mestruali: elimina il dolore e il disagio utilizzando i rimedi alimentari del tutto naturali

Altri titoli dell'autore

CENNI SULL'AUTORE

Dopo anni di ricerca, credo onestamente negli effetti positivi che una corretta alimentazione può avere su tutto il corpo e sulla mente. La mia conoscenza ed esperienza mi hanno aiutato a vivere in modo più sano nel corso degli anni e ho condiviso questo metodo con la famiglia e gli amici. Quanto più si sa di mangiare e bere sano, tanto prima si vorranno cambiare gli stili di vita e le abitudini alimentari.

La nutrizione è una parte fondamentale nel processo di mantenersi in buona salute e vivere più a lungo, quindi meglio iniziare da subito. Il primo passo è il più importante e il più significativo.

INTRODUZIONE

46 Ricette per contribuire a ridurre i crampi mestruali: elimina il dolore e il disagio utilizzando i rimedi alimentari del tutto naturali

Di Joe Correa CSN

Molte donne prima e durante il loro periodo soffrono di qualche tipo di dolore addominale e alla schiena, una sindrome premestruale che porta con sé una varietà di sintomi come irritabilità, confusione, mal di testa, male al seno, nausea, diarrea, gonfiore, acne, ecc.

Questo libro ti aiuterà a imparare come trattare il tuo corpo e come ridurre questi sintomi spiacevoli. I sintomi premestruali compaiono 7-10 giorni prima dell'inizio delle mestruazioni e, di solito, passano pochi giorni dopo l'inizio del periodo.

Questi sintomi variano da ciclo a ciclo e da donna a donna. Ma una cosa è certa - ogni donna del pianeta ha sperimentato alcuni di questi sintomi, almeno una volta nella vita. Essi dipendono dall'equilibrio ormonale, ma anche da altri fattori come la dieta, lo stress, e lo stile di vita. Questo è il motivo per cui è estremamente importante arrivare a conoscere il proprio corpo al meglio e seguire il ciclo mestruale registrando su un calendario osservando i comportamenti del tuo corpo.

Dieta contro la Sindrome Premestruale!

Per evitare spiacevoli sintomi nella seconda metà del ciclo, presta attenzione a quello che mangi. Evita troppi zuccheri, prodotti alimentari trasformati, bibite, alcolici, caffè, tè nero, e troppi grassi. Correggi la tua dieta durante questi 14 giorni prima del mestruo ed eviterai parecchi effetti collaterali spiacevoli della sindrome premestruale e anche il dolore del ciclo.

Nella seconda metà del ciclo mestruale mangia più pesce e grassi sani, poiché gli studi hanno dimostrato che questo può alleviare i sintomi della sindrome premestruale. Le donne che soffrono di dolori mestruali hanno un basso livello di acidi grassi nel corpo. È interessante notare che le donne in Giappone raramente soffrono di sindrome premestruale a causa di una dieta ricca di pesce e grassi sani.

Al fine di ridurre tali crampi mestruali, mangia cibi ricchi di vitamina B, in particolare piridossina (vitamina B6). Eleva l'umore, migliora il sonno e allevia il dolore all'addome.

La salute generale migliorerà anche aumentando calcio e magnesio. Alcuni studi dimostrano che un aumento di calcio e magnesio, nella seconda metà del ciclo, può ridurre molti sintomi premestruali. Il calcio non solo migliora l'umore, ma impedisce anche le reazioni allergiche, il dolore, e riduce il sanguinamento mestruale. Il magnesio aiuta a stabilire l'equilibrio mentale, riduce l'irritabilità, lo stress, e aumenta la resistenza complessiva del nostro organismo.

Questo libro fornisce un sacco di ricette per una dieta equilibrata durante questo difficile periodo del mese.

46 RICETTE PER CONTRIBUIRE A RIDURRE I CRAMPI MESTRUALI: ELIMINA IL DOLORE E IL DISAGIO UTILIZZANDO I RIMEDI ALIMENTARI DEL TUTTO NATURALI

Ricette per la colazione

1. Farina d'avena con yogurt greco e albicocche

Ingredienti:

2 once di farina d'avena

10 once di yogurt greco

1 cucchiaio di miele

7oz di albicocche fresche, tritate

1 cucchiaio di noci, grattugiate

Preparazione:

Portare una tazza di acqua a ebollizione. Metterci l'avena e cuocere per 3-4 minuti.

Ridurre il fuoco e mantecare con le noci. Far bollire fino a quando l'avena sarà morbida.

Togliere dal fuoco e raffreddare per un po'. Aggiungere il miele e mescolare bene. Cospargere di albicocche e servire.

Informazioni nutrizionali per porzione: Kcal: 267, Proteine: 24g, Carboidrati: 39g, Grassi: 7g

2. Quinoa con le banane e semi di chia

Ingredienti:

2 cucchiaini di semi di chia, imbevuti

½ tazza di latte di mandorle

1,5 once di quinoa

½ tazza di acqua

1 piccola banana, pelata e affettata

2 cucchiai di mirtilli

1 cucchiaio di miele

1 cucchiaio di mandorle, tritate grossolanamente

Preparazione:

Unire l'acqua e latte di mandorle in una casseruola di medie dimensioni. Portare ad ebollizione e aggiungere la quinoa. Ridurre il calore e far cuocere per circa 20 minuti, o fino a quando tutta l'acqua evapora.

Nel frattempo, spezzare ½ banana con una forchetta. Lasciare l'altra a fette. Tritare grossolanamente le mandorle. Mettere da parte.

Trasferire la quinoa cotta in una ciotola. Mescolare nelle banane in purè, mirtilli, miele e semi di chia.

Servire con fette di banana e mandorle tritate.

Informazioni nutrizionali per porzione: Kcal: 306 Proteine: 17g, Carboidrati: 33, Grassi: 14g

3.   Semi di lino con mirtilli e yogurt greco

Ingredienti:

4 uova, arricchite con Omega-3

4 cucchiai di farina di grano saraceno

4 cucchiai di semi di lino, tritati

1 tazza di latte di mandorla

¼ di cucchiaino di sale

1 tazza di yogurt greco

1 tazza di mirtilli freschi

Olio di semi di lino

Preparazione:

Unire gli ingredienti in una ciotola. Sbattere bene con un miscelatore elettrico.

Far scaldare l'olio in una padella di medie dimensioni, a temperatura elevata. Versare alcuni cucchiai di miscela nella padella e friggere le frittelle per circa 2-3 minuti, su ciascun lato.

Questa miscela dovrebbe bastare per circa 8 frittelle.

Cospargere ogni pancake con yogurt greco e mirtilli freschi. Servire.

Informazioni nutrizionali per porzione: Kcal: 161 Proteine: 16.5g, Carboidrati: 10, Grassi: 5g

4.   Uova ripiene con gamberetti, avocado e crescione

Ingredienti:

2 uova

4 piccoli gamberi

1 cucchiaio di senape di Digione

¼ cucchiaino di pepe nero macinato al momento

1 avocado di medie dimensioni, dimezzato

Una manciata di crescione tritato

Olio extravergine d'oliva

¼ di tazza di succo di limone fresco

Lattuga fresca

Preparazione:

Scaldare due cucchiai di olio a fuoco medio. Aggiungere i gamberi e soffriggere per circa cinque minuti. Togliere dal fuoco e mettere da parte.

Nel frattempo, far bollire le uova. Posizionare delicatamente due uova in una pentola di acqua bollente. Cuocere per 10 minuti. Lavare e scolare. Togliere la buccia. È possibile aggiungere un cucchiaino di bicarbonato di sodio in un acqua bollente. Questo renderà il processo di pelatura molto più facile.

Tagliare le uova a metà e togliere i tuorli.

In una ciotola di medie dimensioni, unire i tuorli con ½ avocado, senape, pepe nero, e il succo di limone. Trasferire in un frullatore e frullare per unire. Usare questa miscela per farcire ogni mezzo uovo.

Cospargere ogni uovo con crescione tritato e un gamberetto. È possibile aggiungere un po' di sale a piacere.

Servire con lattuga fresca e avocado tritato.

Informazioni nutrizionali per porzione: Kcal: 170 Proteine: 29g, Carboidrati: 8, Grassi: 11g

5. Yogurt greco con muesli, miele, e kiwi

Ingredienti:

Yogurt greco, 3,5 once

1 cucchiaio di miele

¼ di tazza di muesli (io uso l'avena con frutta secca, ma qualsiasi altra combinazione a portata di mano funzionerà)

½ grande banana o 1 piccola banana, pelata e affettata

2 cucchiai di uvetta

2 cucchiai di noci, tritate finemente

Preparazione:

Unire lo yogurt greco con miele e mescolare bene con un cucchiaio. Aggiungere muesli, fette di banana e cospargere con uvetta e le noci tritate finemente.

Servite subito.

Informazioni nutrizionali per porzione: Kcal: 121 Proteine: 19g, Carboidrati: 16.7g, Grassi: 4,5 g

Ricette di zuppe

6.   Zuppa funghi e zenzero

Ingredienti:

1 oz di funghi secchi cinesi o 4½ once o funghi di castagno

1½ pinta di brodo vegetale caldo

4½ oz di pasta all'uovo

Olio di girasole, 2 cucchiaini

3 spicchi d'aglio schiacciati

1 pezzo da un pollice di radice di zenzero, finemente tritata

2 cucchiai di panna acida

1 cucchiaino di salsa di pomodoro

4½ oz di germogli di soia

Foglie di coriandolo fresco, per guarnire

Preparazione:

Mettere a bagno i funghi secchi cinesi per almeno 30 minuti in 10 fl oz di brodo caldo vegetale. Rimuovere tutti i gambi dei funghi e scartarli, poi affettare i funghi. Scaldare il brodo.

Cuocere la pasta per 2-3 minuti in acqua bollente. Scolare e sciacquare. Mettere da parte.

Scaldare l'olio a fuoco alto in un wok o una grande e pesante padella. Aggiungere l'aglio e lo zenzero, mescolare e aggiungere i funghi. Mescolare a fuoco vivo per 2 minuti.

Aggiungere il brodo vegetale residuo al brodo messo da parte e portare a ebollizione. Aggiungere la panna e la salsa di pomodoro acida.

Incorporare i germogli di soia e cuocere finché sono teneri. Mettere un po' di tagliatelle in ogni ciotola e cospargere di zuppa in cima. Guarnire con foglie di coriandolo e servire subito.

Informazioni nutrizionali per porzione: Kcal: 74 Proteine: 3g, Carboidrati: 9g, Grassi: 3g

7.   Zuppa di lenticchie & pasta

Ingredienti:

2 pezzi di petto di pollo magro, tagliato in piccoli quadrati

1 cipolla tritata

2 spicchi d'aglio schiacciati

2 gambi di sedano, tritati

1¾ oz di farfalline o spaghetti, suddivisi in piccoli pezzi

14 oz di lenticchie marroni, scolate

2 pinte di brodo caldo vegetale

2 foglie di menta fresca tritata

Preparazione:

Mettere la carne in una grande padella a secco insieme alla cipolla, aglio, sedano. Far cuocere per 4-5 minuti, mescolando fino a quando la cipolla è tenera e la carne è solo un po' marrone.

Aggiungere la pasta nella padella e far cuocere, mescolando, per circa 1 minuto.

Aggiungere le lenticchie e il brodo e portare il composto ad ebollizione. Abbassare la fiamma e lasciar cuocere per circa 12-15 minuti o fino a quando la pasta è tenera.

Togliere la padella dal fuoco e mantecare con la menta fresca tritata.

Trasferire la zuppa in piatti fondi caldi e servire subito.

Consiglio:

Se preferisci utilizzare le lenticchie secche, aggiungile al brodo prima della pasta e cuocere per 1-1¼ ore fino a quando le lenticchie sono tenere. Aggiungere la pasta e cuocere per altri 12-15 minuti.

Informazioni nutrizionali per porzione: Kcal: 225 Proteine: 13g, Carboidrati: 27g, Grassi: 8g

8.   Zuppa di carote piccante

Ingredienti:

4 oz di lenticchie rosse

12 oz di carote, sbucciate e affettate

2 cipolle, pelate e tritate

9 oz di pomodori tritati

2 spicchi d'aglio, pelati e tritati

2 cucchiai di olio d'oliva o burro chiarificato

2 pinte di brodo vegetale

1 cucchiaino di cumino macinato

1 cucchiaino di coriandolo macinato

1 peperoncino verde fresco, sgranato e tritato, o 1 cucchiaino di peperoncino

½ cucchiaino di curcuma in polvere

1 cucchiaio di succo di limone

sale

10 fl oz di latte scremato

2 cucchiai di coriandolo fresco tritato

Yogurt naturale, per servire

Preparazione:

Mettere le lenticchie in un setaccio e risciacquare bene sotto l'acqua corrente fredda. Scolarle bene e metterle in una padella larga con 1½ litri di brodo vegetale, e le carote, cipolle, pomodori e aglio. Portare la miscela a ebollizione. Abbassare la fiamma, coprire e cuocere a fuoco lento per 30 minuti.

Nel frattempo, scaldare il burro chiarificato o l'olio in un pentolino, aggiungere cumino, coriandolo, peperoncino e curcuma e cuocere dolcemente per 1 minuto.

Togliere dal fuoco e mantecare con il succo di limone e sale a piacere.

Frullare la zuppa in un frullatore. Riportare la zuppa nella padella, aggiungere la miscela di spezie e i restanti 6 floz di brodo o acqua e far sobbollire per 10 minuti.

Aggiungere il latte alla zuppa e regolare il condimento a seconda del gusto.

Incorporare il coriandolo tritato e riscaldare dolcemente. Servire caldo con un ciuffo di yogurt.

Informazioni nutrizionali per porzione: Kcal: 173 Proteine: 9g, Carboidrati: 24g, Grassi: 5g

9.   Zuppa somala

Ingredienti:

Olio vegetale, 2 cucchiai

2 spicchi d'aglio schiacciati

1 cipolla tritata

½ cucchiaino di curcuma

1 cucchiaino di garam masala

¼ di cucchiaino di peperoncino in polvere

1 cucchiaino di cumino macinato

2 lb di pomodori tritati

7 oz di lenticchie rosse

2 cucchiaini di succo di limone

1 litro di brodo vegetale

10 fl oz di latte di cocco

Sale e pepe

Pane naan, per servire

<u>Per guarnire:</u>

Coriandolo fresco, tritato finemente

Fette di limone

Preparazione:

Far scaldare l'olio in una grande casseruola. Aggiungere l'aglio e la cipolla e soffriggere, mescolando, per 2-3 minuti. Aggiungere la curcuma, garam masala, polvere di peperoncino e cumino e cuocere per altri 30 secondi.

Aggiungere i pomodori e mescolare nella padella con lenticchie rosse, succo di limone, brodo vegetale e brodo di cocco e portare ad ebollizione.

Ridurre il fuoco al minimo e far cuocere la zuppa, scoperta, per circa 25-30 minuti fino a quando le lenticchie sono tenere e cotte.

Aggiustare di sale e pepe e servire la zuppa in ciotole calde. Guarnire con coriandolo e fettine di limone tritate e servite subito con pane naan caldo.

Informazioni nutrizionali per porzione: Kcal: 284 Proteine: 16g, Carboidrati: 38g, Grassi: 9g

10.   Zuppa di pollo

Ingredienti:

12 oz di pollo tritato

Salsa di pomodoro, 1 cucchiaio

1 cucchiaino di zenzero grattugiato fresco

1 spicchio d'aglio tritato finemente

2 cucchiaini di sherry

2 cipollotti, tritati

Olio di sesamo, 1 cucchiaino

1 albume d'uovo

½ cucchiaino di farina di mais

½ cucchiaino di zucchero

Circa 35 wonton

2½ pinte di brodo di pollo

1 cipollotto, tagliuzzato

1 carota piccola, tagliata a fettine molto sottili

Preparazione:

Mettere pollo, salsa di pomodoro, zenzero, aglio, sherry, cipollotti, olio di sesamo, albume d'uovo, farina di mais e lo zucchero in una ciotola e mescolare bene.

Inserire un piccolo cucchiaio del ripieno nel centro di ogni wonton.

Inumidire i bordi. Raccogliere ciascuno per formare un sacchetto e racchiudere il ripieno.

Cuocere i wonton in acqua bollente per 1 minuto o fino a quando galleggiano in superficie. Togliere con un mestolo forato.

Versare il brodo di pollo in una casseruola e portare a bollore.

Aggiungere la cipolla, la carota e i wonton alla zuppa. Cuocere a fuoco lento per 2 minuti, quindi servire.

Consiglio:

Cerca i wonton nei negozi asiatici. Quelli freschi li trovi nel frigo e possono essere congelati. Avvolgere nella pellicola prima del congelamento.

Informazioni nutrizionali per porzione: Kcal: 101 Proteine: 14g, Carboidrati: 3g, Grassi: 4g

Ricette per il pranzo

11. Kebab di manzo, pomodoro e olive

Ingredienti:

1 lb di lombata

16 pomodorini

16 grandi olive verdi denocciolate

Sale e pepe nero appena macinato

Focacce, per servire

Condimento:

4 cucchiai di olio d'oliva

Aceto di sherry, 1 cucchiaio

1 spicchio d'aglio, schiacciato

Salsa di pomodoro fresco:

1 cucchiaio di olio d'oliva

Aceto di sherry, 1 cucchiaio

1 spicchio d'aglio, schiacciato

6 pomodori, con la pelle, senza semi e tritati

2 olive verdi, snocciolate e affettate

1 cucchiaio di prezzemolo fresco tritato

1 cucchiaio di succo di limone

Preparazione:

Tagliare il grasso dalla carne e ridurla in circa 24 pezzi, di medie dimensioni.

Infilare la carne su 8 spiedini, alternando con pomodorini e olive snocciolate intere.

Per condire, in una ciotola unire olio, aceto, aglio, sale e pepe a piacere.

Per avere anche una salsa di pomodoro fresca, scaldare l'olio in una piccola casseruola e cuocere la cipolla e l'aglio per 3-4 minuti fino a quando saranno ammorbiditi. Aggiungere i pomodori e le olive affettate e cuocere per 2-3 minuti fino a quando i pomodori sono ammorbiditi. Mescolare il succo di limone e il prezzemolo, e condire con sale e pepe a piacere. Mettere da parte e tenere in caldo o lasciar riposare.

Cuocere al barbecue gli spiedini su una grata oliata sui carboni ardenti per 5-10 minuti, bagnando e girando di frequente. Servire con la salsa di pomodoro e fette di focaccia.

Informazioni nutrizionali per porzione: Kcal: 166 Proteine: 12g, Carboidrati: 1g, Grassi: 12g

12. Filetto di pollo

Ingredienti:

14 once di filetto di pollo

3 cucchiai di marmellata di arance

La scorza grattugiata e il succo di 1 arancia

Aceto di vino bianco, 1 cucchiaio

Spruzzata di tabasco

Sale e pepe

Salsa:

1 cucchiaio di olio d'oliva

1 piccola cipolla, tritata

1 piccolo peperone verde, senza semi e tagliato a fette sottili

Farina di mais, 1 cucchiaio

5 fl oz di succo d'arancia

Servire con:

Riso cotto

Foglie di insalata mista

Preparazione:

Posizionare un grosso pezzo carta d'alluminio in un piatto piano. Mettere il filetto di pollo al centro del foglio e condire a piacere.

Scaldare marmellata, scorza d'arancia e succo di frutta, aceto e salsa Tabasco in un pentolino, mescolando, fino a quando si scioglie la marmellata e gli ingredienti si amalgamano. Versare il composto sopra il pollo e avvolgere la carne nei fogli. Sigillare per bene in modo che i succhi di frutta non possano uscire. Mettere sui carboni ardenti per 25 minuti, girando di tanto in tanto il pacco.

Per la salsa, scaldare l'olio in una padella e cuocere la cipolla per 2-3 minuti. Aggiungere il pepe e cuocere per 3-4 minuti.

Togliere la carne dalla stagnola e mettere sulla griglia. Versare il sugo nella padella.

Continuare a cuocere il pollo per altri 10-20 minuti, girando, fino a cottura ultimata.

In una ciotola, mescolare la farina di mais con un po' di succo d'arancia. Aggiungere al sugo il fondo di cottura rimanente. Cuocere, mescolando fino a quando non si addensa. Tagliare il filetto, spalmare sopra la salsa e servire con riso e insalata.

Informazioni nutrizionali per porzione: Kcal: 230 Proteine: 19g, Carboidrati: 20 g, Grassi: 9g

13. Spiedini di pollo al limone

Ingredienti:

4 petti di pollo, senza pelle e disossati

1 cucchiaino di coriandolo macinato

2 cucchiaini di succo di limone

10 fl oz di yogurt naturale

1 limone

2 cucchiai di coriandolo fresco tritato

Olio, per ungere

Sale e pepe

Rametti di coriandolo fresco, per guarnire

Preparazione:

Tagliare il pollo a pezzi da 2,5 cm e metterli in un piatto fondo non metallico.

Aggiungere coriandolo macinato, succo di limone, 4 cucchiai di yogurt, sale e pepe a piacere. Mescolare fino a creare una miscela. Coprire con pellicola trasparente e mettere in frigo per almeno 2 ore, preferibilmente durante la notte.

Per lo yogurt al limone, sbucciare e tritare finemente il limone, scartando tutti i semini. In una ciotola, mescolare il limone nello yogurt rimanente insieme con il coriandolo tritato. Mettere in frigorifero.

Infilare i pezzi di pollo sugli spiedini. Spennellare la griglia con olio, posarci sopra gli spiedini unti. Cuocere al barbecue per circa 15 minuti, bagnando con l'olio.

Trasferire gli spiedini di pollo cotti nei piatti da portata riscaldati e guarnire con rametti di coriandolo fresco, spicchi di limone e foglie di insalata fresca. Servite il pollo con lo yogurt al limone.

Informazioni nutrizionali per porzione: Kcal: 187 Proteine: 34g, Carboidrati: 6g, Grassi: 3g

14. Erbe e gamberoni all'aglio

Ingredienti:

12 oz di gamberi, pelati

2 cucchiai di prezzemolo fresco tritato

4 cucchiai di succo di limone

4 cucchiai di olio d'oliva

2 spicchi d'aglio, tritati

Sale e pepe

Preparazione:

Mettere i gamberi in un piatto non metallico poco profondo con prezzemolo, succo di limone, sale e pepe a piacere. Lasciare i gamberi marinare nella miscela di erbe per almeno 30 minuti.

Scaldare l'olio con l'aglio in una piccola casseruola. Mescolare accuratamente.

Utilizzare una schiumarola per rimuovere i gamberi dalla marinata e aggiungerli alla padella con l'aglio. Mescolare i gamberi nell'aglio fino a rivestirli per bene, poi infilarli negli spiedini.

Cuocere gli spiedini sulla brace per 5-10 minuti, fino a quando i gamberi diventano rosa e cotti. Spennellare i gamberi con l'aglio rimanente durante il tempo di cottura.

Trasferire gli spiedini di erbe, aglio e gamberetti sui piatti da portata. Condire con dell'aglio rimasto e servire subito.

Informazioni nutrizionali per porzione: Kcal: 160 Proteine: 16g, Carboidrati: 1g, Grassi: 9g

15.　Tranci di tonno

Ingredienti:

4 bistecche di tonno, circa 6 once ciascuna

½ cucchiaino di scorza di limone finemente grattugiata

1 spicchio d'aglio, schiacciato

Olio d'oliva, 2 cucchiaini

1 cucchiaino di cumino macinato

1 cucchiaino di coriandolo macinato

Pepe

1 cucchiaio di succo di lime

Rametti di coriandolo fresco, per guarnire

Preparazione:

Tagliare la pelle dai filetti di tonno, quindi risciacquare e asciugare con carta assorbente da cucina.

In una piccola ciotola, mescolare insieme scorza di limone, aglio, olio d'oliva, cumino, coriandolo e pepe per fare una marinata.

Distribuire la miscela su entrambi i lati del tonno. Cuocere le bistecche di tonno per 5 minuti, girando una volta, su una griglia coperta e sui carboni ardenti, o in una bistecchiera ondulata a fuoco alto, in più lotti, se necessario. Cuocere per altri 4-5 minuti, scolare su carta da cucina e trasferire in un piatto da portata.

Cospargere con succo di lime e rametti di coriandolo fresco. Servire le bistecche di tonno con avocado, spicchi di lime e pomodoro.

Informazioni nutrizionali per porzione: Kcal: 239 Proteine: 42g, Carboidrati: 0,5 g, Grassi: 8g

16. Fagioli vegetariani

Ingredienti:

1 cucchiaio di olio

2 spicchi d'aglio, schiacciato

2 piccoli peperoncini rossi freschi tritati finemente

1 peperone verde, tagliato a dadini

14 oz di fagioli rossi, scolati

14 oz di pomodori tritati

4 oz sugo per la pasta al pomodoro

1 cucchiaino di zucchero di canna

Preparazione:

Scaldare l'olio in una casseruola e cuocere l'aglio, peperoncino e cipolla per 3 minuti, o fino a quando la cipolla è dorata.

Aggiungere gli altri ingredienti, portare a ebollizione, poi abbassate la fiamma a fuoco lento per 15 minuti, o fino a quando il tutto si addensa.

Informazioni nutrizionali per porzione: Kcal: 190 Proteine: 9g, Carboidrati: 34g, Grassi: 1,5 g

17. Strudel di verdure

Ingredienti:

1 melanzana grande

1 peperone rosso

3 zucchine, a fette nel senso della lunghezza

2 cucchiai di olio d'oliva

6 fogli di pasta filo

1 ¾ oz di foglie di spinaci baby

Formaggio feta, 2 oz, affettato

Preparazione:

Tagliare le melanzane nel senso della lunghezza. Cospargere di sale e lasciar riposare per 20 minuti (per tirare fuori l'amarezza). Sciacquare bene e asciugare.

Tagliare il peperone a pezzi grossi piatti e lunghi, e con la pelle rivolta verso l'alto, cuocerli su una griglia calda fino a quando la pelle annerisce e si formano delle vesciche. Metterlo in un sacchetto di plastica, poi sbucciare la pelle. Spennellare le melanzane e le fette di zucchine con un po' di olio d'oliva e grigliare per 5-10 minuti, o fino a doratura. Mettere da parte a raffreddare. Preriscaldare il forno a 375ºF moderatamente caldo.

Spazzola un foglio di pasta filo alla volta con olio di oliva, appoggiandoli l'uno sopra l'altro. Mettere metà delle fette di melanzana longitudinalmente lungo il centro della pasta filo e cospargere con strati di zucchine, pepe, spinaci e formaggio feta. Ripetere gli strati fino a terminare tutte le verdure ed il formaggio. Chiudere le estremità della pasta, poi arrotolare come un pacco. Spennellare leggermente con olio, mettere su una teglia e cuocere per 35 minuti, o fino a doratura.

Informazioni nutrizionali per porzione: Kcal: 287 Proteine: 16g, Carboidrati: 38g, Grassi: 4g

18. Insalata calda di Cheddar

Ingredienti:

¼ di tazza di salsa di peperoncino dolce

1 cucchiaino di aglio schiacciato

1 cucchiaino di zenzero grattugiato

Salsa di pomodoro, 2 cucchiai

1 lb di Cheddar, tagliato a cubetti da ½ pollice

2 cucchiai di olio

2 carote, affettate

2 zucchine, a fette

6 cipollotti, affettati

3½ oz di piselli, scolati

Preparazione:

Mescolare la salsa di peperoncino dolce, aglio, zenzero e salsa di pomodoro in una ciotola. Aggiungere il cheddar. Coprire e marinare per 10 minuti.

Scolare il cheddar, mettendo da parte la marinata. Scaldare metà dell'olio in una padella larga. Aggiungere il cheddar e cuocere i lotti a fuoco vivo per 4 minuti, o fino a farlo diventare marrone, girando spesso. Mettere da parte.

Scaldare l'olio rimanente. Aggiungere le verdure e mescolare a fuoco vivo per 2-3 minuti. Aggiungere il formaggio e la marinata. Portare ad ebollizione, mescolando delicatamente per combinare la miscela. Togliere dal fuoco e servire subito.

Informazioni nutrizionali per porzione: Kcal: 195 Proteine: 4g, Carboidrati: 19g, Grassi: 11g

19. Funghi di campo ripieni

Ingredienti:

4 funghi di campo di grandi dimensioni

1 oz di olio d'oliva

1 porro, affettato

2-4 spicchi d'aglio, schiacciato

2 cucchiaino di semi di cumino

1 cucchiaino di coriandolo macinato

¼ - ½ cucchiaino di peperoncino in polvere

2 pomodori tritati

2 tazze di verdure surgelate miste

½ tazza di riso cotto integrale

1/3 di tazza formaggio cheddar grattugiato

¼ di tazza di parmigiano grattugiato

¼ tazza anacardi, tritati

Preparazione:

Preriscaldare il forno a 400 gradi. Pulire i funghi con un tovagliolo di carta. Togliere i gambi e tritarli finemente.

Far scaldare l'olio in una padella. Aggiungere i gambi dei funghi tritati e i porri e cuocere per 2-3 minuti, o fino a doratura. Mescolare aglio, semi di cumino, coriandolo macinato e peperoncino in polvere e cuocere per 1 minuto, o fino a quando il composto è fragrante.

Incorporare il pomodoro e le verdure surgelate. Portare a ebollizione, abbassare la fiamma e far sobbollire per 5 minuti. Incorporare il riso e cuocere bene.

Inserire il composto nella cappelle dei funghi, cospargere con il formaggio cheddar e parmigiano e cuocere per 15 minuti, o fino a quando il formaggio si è sciolto. Spargere con gli anacardi e servire.

Informazioni nutrizionali per porzione: Kcal: 180 Proteine: 3g, Carboidrati: 6g, Grassi: 3.5g

20.   Lenticchie Masala burger

Ingredienti:

1 tazza di lenticchie rosse

1 cucchiaio di olio

2 cipolle affettate

1 cucchiaino di cumino macinato

1 cucchiaino di coriandolo macinato

1 cucchiaino di garam masala

14 oz di ceci, scolati

1 uovo

¼ di tazza di prezzemolo fresco tritato

2 cucchiai di coriandolo fresco tritato

2 ¼ tazze di pangrattato

Farina, per spolverare

Preparazione:

Aggiungere le lenticchie in una grande pentola di acqua bollente e lasciar cuocere per 15 minuti, o finché sono tenere. Scolare bene. Far scaldare l'olio in una padella di media grandezza. Aggiungere la cipolla e soffriggere per 3 minuti, o fino a quando diventa traslucida e morbida. A questo punto aggiungere le spezie e mescolare bene. Togliere dal fuoco e lasciar raffreddare.

Trasferire in un robot da cucina. Aggiungere i ceci, uova, e la metà delle lenticchie. Amalgamare bene e trasferire in una ciotola. Aggiungere le restanti lenticchie, prezzemolo, coriandolo e pangrattato. Mescolare bene e dividere in dieci parti.

Usando le mani, formare le polpette rotonde. Sporcare le polpette nella farina, scrollando l'eccesso. Mettere su una griglia del barbecue caldo leggermente unta o sulla piastra. Far cuocere per 3-4 minuti per lato o fino a doratura.

Informazioni nutrizionali per porzione: Kcal: 127 Proteine: 15g, Carboidrati: 24g, Grassi: 4g

21.   Couscous di verdure

Ingredienti:

2 cucchiai di olio d'oliva

2 spicchi d'aglio, schiacciato

1 piccolo peperoncino rosso, a dadini

1 porro, tagliato a fette sottili

2 finocchi piccoli, a fette

2 cucchiaini di cumino macinato

1 cucchiaino di coriandolo macinato

1 cucchiaino di curcuma in polvere

1 cucchiaino di garam masala

11 oz di patata dolce, tritata

2 pastinaca, a fette

1½ tazze di brodo vegetale

2 zucchine, fittamente affettate

8 oz broccoli, tagliati a cimette

2 pomodori, pelati e tritati

1 peperone rosso, tritato

14 oz ceci, scolati

2 cucchiai di prezzemolo tritato fresco

2 cucchiai di trito di timo fresco

Couscous:

1 ¼ tazze di cuscus istantaneo

2 cucchiai di olio d'oliva

1 tazza di brodo caldo di verdure

Preparazione:

Scaldare l'olio in una padella larga e aggiungere aglio, peperoncino, porri e finocchi. Cuocere a fuoco medio per 10 minuti, o fino a quando il porro e il finocchio sono marroni morbidi e dorati.

Aggiungere cumino, coriandolo, curcuma, garam masala, patate dolci e pastinaca. Cuocere per 5 minuti, mescolando per rivestire le verdure con le spezie.

Aggiungere il brodo vegetale e far cuocere, coperto, per 15 minuti. Incorporare zucchine, broccoli, pomodoro, peperone e ceci. Far cuocere, coperto, per 30 minuti, o fino a quando le verdure sono tenere. Incorporare le erbe.

Mettere il couscous e olio d'oliva in una ciotola. Versare il brodo e lasciar assorbire per 5 minuti. Mescolare delicatamente con una forchetta per separare i chicchi. Impiattare il couscous a forma di 'nido' e servire le verdure piccanti nel mezzo.

Informazioni nutrizionali per porzione: Kcal: 219 Proteine: 6.5g, Carboidrati: 40g, Grassi: 3g

22. Nocciole arrostite

Ingredienti:

2 cucchiai di olio d'oliva

1 cipolla grande, tagliata a dadini

2 spicchi d'aglio, schiacciato

10 oz di funghi prataioli, tritati finemente

6½ oz di anacardi

6½ oz di noci del Brasile

1 tazza di formaggio cheddar grattugiato

¼ di tazza di parmigiano grattugiato fresco

1 uovo, leggermente sbattuto

2 cucchiai di erba cipollina fresca tritata

1 tazza di pangrattato integrale fresco

Salsa di pomodoro:

Olio d'oliva, 1 oz fl

1 cipolla tritata finemente

1 spicchio d'aglio, schiacciato

13 oz di pomodori, tritati

Concentrato di pomodoro, 1 cucchiaio

1 cucchiaino di zucchero semolato

Preparazione:

Preriscaldare il forno a 350 gradi.

Ungere una teglia di 5½ x 8½ pollici e foderare la base con carta da forno. Far scaldare l'olio in una padella di media grandezza. Aggiungere la cipolla e l'aglio. Soffriggere fino a doratura. A questo punto aggiungere i funghi e continuare a cuocere fino a quando l'acqua evapora. Togliere dal fuoco e lasciar raffreddare.

Posizionare i dadi in un robot da cucina e frullate fino tritato finemente.

Unire gli ingredienti e stampa nella latta pagnotta. Cuocere in forno per 15 minuti. Lasciare nella teglia per 5 minuti.

Per la salsa:

Scaldare l'olio in una padella, a fuoco medio. Aggiungere la cipolla e l'aglio e soffriggere per circa cinque minuti. Ora aggiungete i pomodori, zucchero, concentrato di pomodoro, e 1/3 di tazza di acqua. Continuare la cottura per altri cinque minuti.

Servire con fette di funghi arrosto dado.

Informazioni nutrizionali per porzione: Kcal: 297 Proteine: 12g, Carboidrati: 24g, Grassi: 14g

23. Falafel

Ingredienti:

2 tazze di ceci, scolati

1 piccola cipolla, tritata

2 spicchi d'aglio, schiacciato

2 cucchiai di prezzemolo fresco tritato

1 cucchiaio di coriandolo fresco tritato

2 cucchiaini di cumino macinato

½ cucchiaino di lievito in polvere

Olio per friggere

Hummus:

425g di ceci

2-3 cucchiai di succo di limone

2 cucchiai di olio d'oliva

2 spicchi d'aglio, schiacciato

3 cucchiai di tahin

Salsa di Pomodoro:

2 pomodori, pelati e tritati finemente

¼ di cetriolo libanese, tritato finemente

½ peperone verde, tritato finemente

2 cucchiai di prezzemolo fresco tritato

1 cucchiaino di zucchero

2 cucchiaini di salsa di peperoncino

Scorza grattugiata e il succo di 1 limone

Preparazione:

Mettere a bagno i ceci in 3 tazze d'acqua per almeno 4 ore. Scolare e mescolare in un robot da cucina per 30 secondi, o fino a ridurre tutto in poltiglia.

Aggiungere la cipolla, l'aglio, il prezzemolo, il coriandolo, il cumino, il lievito e 1 cucchiaio di acqua, e frullare per 10 secondi, o fino a quando il composto forma una pasta ruvida. Coprire e mettere da parte per 30 minuti.

Per fare l'hummus, posizionare i ceci scolati, succo di limone, l'olio e l'aglio in un robot da cucina. Mescolare e frullare per 20-30 secondi, o fino a che diventa tutto liscio. Aggiungere il tahini e frullare per altri 10 secondi.

Per fare la salsa di pomodoro, mescolare insieme tutti gli ingredienti e condire con abbondante pepe nero appena macinato.

Formare con dei cucchiai colmi della miscela falafel delle palline. Spremere l'umidità in eccesso. Scaldare l'olio in una profonda casseruola, fino a quando diventa marrone, circa 15 secondi. Inserire il falafel nell'olio in lotti di cinque pezzi. Far cuocere per 3-4 minuti ogni lotto. Quando è ben rosolato, rimuovere con un grande mestolo forato. Scolare su carta assorbente e servire caldo o freddo con pane libanese, hummus e salsa di pomodoro.

Informazioni nutrizionali per porzione: Kcal: 114 Proteine: 4g, Carboidrati: 10 g, Grassi: 6g

24. Frittata di verdure

Ingredienti:

1 cucchiaio di olio d'oliva

2 spicchi d'aglio, schiacciato

1 piccola cipolla rossa tritata

1 piccolo peperone rosso, tritato

1 lb di patate bollite o al vapore, a fette

¼ di tazza di prezzemolo fresco tritato

6 uova, leggermente sbattute

¼ di tazza di parmigiano grattugiato

Preparazione:

Scaldare l'olio in una grande padella antiaderente. Aggiungere aglio, cipolla, pepe e mescolare a fuoco medio per 2-3 minuti. Aggiungere le fette di patate e cuocere per 2-3 minuti ancora. Mescolare il prezzemolo e diffondere la miscela in modo uniforme nella padella.

Sbattere le uova con 2 cucchiai di acqua, versare nella padella e cuocere a fuoco medio per 15 minuti, senza bruciare la base.

Preriscaldare il grill ad alta temperatura. Cospargere il parmigiano sopra la frittata e grigliare per pochi minuti per cucinare l'uovo. Tagliare a spicchi e servire.

Informazioni nutrizionali per porzione: Kcal: 208 Proteine: 11g, Carboidrati: 17g, Grassi: 10g

25. Frittata di verdure grattugiate

Ingredienti:

3 cucchiai di olio d'oliva

1 cipolla tritata finemente

1 piccola carota, grattugiata

1 piccole zucchine, grattugiate

1 tazza di zucca grattugiata

1/3 di tazza di formaggio Cheddar a dadini

5 uova, leggermente sbattute

Preparazione

Scaldare 2 cucchiai di olio in una padella e cuocere la cipolla per 5 minuti, o fino a quando diventa morbida. Aggiungere carota, zucchine e zucca e cuocere a fuoco basso, coperto, per 3 minuti. Trasferire in una ciotola e lasciare raffreddare. Incorporare il formaggio e un sacco di sale e pepe. Aggiungere le uova.

Scaldare l'olio rimanente in una piccola padella antiaderente. Aggiungere la frittata e agitare la padella per diffondere in modo uniforme. Ridurre al minimo e cuocere per 15-20 minuti, o fino a quando la fritta sembra abbastanza cotta. Inclinare la padella e sollevare i bordi di tanto in tanto per permettere all'uovo crudo di fluire sotto. Dorare la parte superiore sotto il grill caldo preriscaldato. Tagliare a spicchi e servire subito.

Informazioni nutrizionali per porzione: Kcal: 166 Proteine: 114g, Carboidrati: 6g, Grassi: 5g

Ricette per la cena

26.   Salsicce di soia

Ingredienti:

Olio di girasole ,1 cucchiaio

1 piccola cipolla, tritata finemente

1¾ oz di funghi, tritati finemente

½ peperone rosso, senza semi e tritato

14 once di fagioli cannellini in scatola, sciacquati e scolati

3½ oz di pangrattato fresco

3½ oz di formaggio Cheddar, grattugiato

1 cucchiaino di erbe miste secche

1 tuorlo d'uovo

Farina, per rivestire

Olio, per la cottura

Preparazione:

Scaldare l'olio in una padella e cuocere cipolla, funghi e peperone rosso fino a quando saranno ammorbiditi.

Schiacciare i fagioli cannellini in una grande ciotola. Aggiungere cipolla tritata, funghi, e la miscela di peperone, il pangrattato, formaggio, erbe e tuorlo d'uovo e mescolare bene.

Premere il composto insieme con le dita e formare otto (8) salsicce.

Arrotolare ogni salsiccia nella farina. Mettere in frigorifero per almeno 30 minuti.

Cuocere le salsicce su un foglio di carta oleata sulla brace medio-calda per 15-20 minuti, girando e bagnando spesso con l'olio, fino a doratura.

Tagliare i panini nel senso della lunghezza e inserire uno strato di cipolle fritte. Mettere le salsicce nelle fette e servire.

Informazioni nutrizionali per porzione: Kcal: 213 Proteine: 8g, Carboidrati: 19g, Grassi: 12g

27. Spiedini colorati

Ingredienti:

1 peperone rosso, senza semi

1 peperone giallo, senza semi

1 peperone verde, senza semi

1 piccola cipolla

8 pomodorini

3½ oz funghi selvatici

Per condire:

6 cucchiai di olio d'oliva

1 spicchio d'aglio, schiacciato

½ cucchiaino di erbe secche miste

Preparazione:

Tagliare i peperoni rossi, gialli e verdi in pezzi da 1 pollice.

Sbucciare la cipolla e tagliarla a spicchi, lasciando alla fine solo la radice intatta per aiutare a mantenere i pezzi insieme.

Infilare le parti dei peperoni, spicchi di cipolla, pomodori e funghi sugli spiedini, alternando i colori dei peperoni.

Per fare il condimento, mescolare olio d'oliva, aglio ed erbe miste in una piccola ciotola. Spennellare la miscela liberamente sopra gli spiedini.

Cuocere gli spiedini sulla brace medio-calda per 10-15 minuti, condire con l'olio e girando spesso gli spiedini.

Trasferire gli spiedini di verdure su piatti da portata riscaldati. Servire gli spiedini immediatamente, accompagnati da una ricca salsa di noci (vedi sotto).

Informazioni nutrizionali per porzione: Kcal: 131 Proteine: 2g, Carboidrati: 8g, Grassi: 11g

28. Spicchi di patate all'aglio

Ingredienti:

3 grandi patate, lavate

4 cucchiai di olio d'oliva

2 spicchi d'aglio, tritati

1 cucchiaio di rosmarino fresco tritato

1 cucchiaio di prezzemolo fresco tritato

1 cucchiaio di timo fresco tritato

Sale e pepe

Preparazione:

Portare una grande pentola di acqua a ebollizione, aggiungere le patate e sbollentare per 10 minuti. Scolare le patate, sciacquarle sotto l'acqua fredda e scolarle di nuovo a fondo.

Trasferire le patate su un tagliere. Quando saranno abbastanza fredde, tagliarle a spicchi grossi, ma non togliere la buccia.

Scaldare l'olio e l'aglio in una piccola casseruola. Cuocere delicatamente fino a che l'aglio avrà preso colore, quindi rimuovere la padella dal fuoco.

Mescolare le erbe, sale e pepe qb, nella miscela nella pentola.

Condire con l'aglio caldo e la miscela di erbe generosamente gli spicchi di patate parboiled.

Cuocere le patate sui carboni ardenti per 10-15 minuti, condirle liberamente con la miscela di aglio ed erbe restanti, fino a quando gli spicchi di patate sono teneri.

Trasferire le patate all'aglio su un piatto di portata caldo e servire come antipasto o contorno.

Informazioni nutrizionali per porzione: Kcal: 257 Proteine: 3g, Carboidrati: 26g, Grassi: 16g

29.   Riso Pilaf con zafferano

Ingredienti:

Grande pizzico di zafferano in fili di buona qualità

16 fl oz di acqua bollente

1 cucchiaino di sale

2 cucchiai di olio di lino

2 cucchiai di olio d'oliva

1 grossa cipolla tritata molto finemente

3 cucchiai di pinoli

12 once di riso a grani lunghi (non basmati)

Uva sultanina, 2oz

6 baccelli di cardamomo verde, leggermente spezzato

6 chiodi di garofano

Pepe

Coriandolo fresco o prezzemolo, per guarnire

Preparazione:

Tostare i fili di zafferano in una padella asciutta a fuoco medio, mescolando, per 2 minuti, fino a che emanano un aroma. Immediatamente metterli su un piatto.

Versare l'acqua bollente in una brocca, aggiungere lo zafferano e il sale e lasciare in infusione per 30 minuti.

Far scaldare l'olio in una padella a fuoco medio-alto. Aggiungere la cipolla. Cuocere per circa 5 minuti, mescolando.

Abbassare il fuoco, mescolare i pinoli nelle cipolle e continuare la cottura per 2 minuti, mescolando, fino a quando i pinoli cominciano ad avere un colore dorato. Fare attenzione a non bruciarli.

Mescolare il riso, condire tutti i grani con olio. Mescolare per 1 minuto, quindi aggiungere uvetta, baccelli di cardamomo e chiodi di garofano. Versare l'acqua allo zafferano e portare ad ebollizione. Abbassare la fiamma, coprire e cuocere a fuoco lento per 15 minuti senza rimuovere il coperchio.

Togliere dal fuoco. Lasciar riposare per 5 minuti senza scoprire. Togliere il coperchio e verificare che il riso sia tenero, il liquido assorbito e la superficie con piccole bolle.

Assaggiare il riso e regolare il condimento. Incorporare le erbe e servire.

Informazioni nutrizionali per porzione: Kcal: 347 Proteine: 5g, Carboidrati: 60g, Grassi: 11g

30.   Pollo indiano arrosto

Ingredienti:

4 petti di pollo, senza pelle e disossati

2 cucchiai di pasta di curry

olio di girasole, 1 cucchiaio, più extra per la cottura

1 cucchiaio di zucchero di canna

1 cucchiaino di zenzero in polvere

½ cucchiaino di cumino macinato

Salsa al Cetriolo:

¼ di cetriolo

sale

5 fl oz yogurt magro naturale

¼ di cucchiaino di peperoncino in polvere

Preparazione:

Mettere i petti di pollo tra due fogli di carta da forno o tra una pellicola trasparente. Batterli con la parte piatta di un martello da carne o mattarello per appiattirli.

Mescolare la pasta di curry, olio, zucchero di canna, zenzero e cumino in una piccola ciotola. Stendere il composto su entrambi i lati del pollo e poi mettere da parte fino al momento di usarli.

Per fare il raita, sbucciare il cetriolo e togliere i semi con un cucchiaio. Grattugiare la polpa del cetriolo, cospargere di sale, metterla in un colino e lasciare riposare per 10 minuti. Risciacquare il sale e spremere l'umidità residua premendo il cetriolo con la base di un bicchiere o il dorso di un cucchiaio.

In una piccola ciotola, mescolare il cetriolo grattugiato con lo yogurt naturale e aggiungere il peperoncino in polvere. Lasciar raffreddare fino all'utilizzo.

Trasferire i pezzi di pollo su una grata oliata e cuocere sui carboni ardenti per 10 minuti, girando una volta.

Riscaldare il pane naan sul barbecue.

Servire il pollo con il pane naan e cetriolo raita, accompagnato da foglie di insalata fresca.

Informazioni nutrizionali per porzione: Kcal: 228 Proteine: 28g, Carboidrati: 12 g, Grassi: 8g

31.   Mele ripiene

Ingredienti:

4 mele medie

2 cucchiai di noci tritate

2 cucchiai di mandorle tritate

2 cucchiai di zucchero

2 cucchiai di ciliegie tritate

2 cucchiai di zenzero cristallizzato tritato

4 cucchiai di olio di lino

panna liquida o yogurt naturale, per servire

Preparazione:

Togliere il torsolo alle mele e, utilizzando un coltello affilato, fare dei segni intorno alla metà per evitare che le bucce della mela si spezzino durante il barbecue.

Per il ripieno, in una piccola ciotola, mescolare insieme noci, mandorle, zucchero, ciliegie e zenzero.

Riempire ogni mela con il composto, spingendolo verso il basso. Cospargere un po' del composto sulla parte superiore di ogni mela.

Posizionare ogni mela su un foglio a doppio spessore e condire generosamente con l'olio. Avvolgere il foglio in modo che ogni mela sia completamente chiuso.

Cuocere le mele sui carboni ardenti per circa 25-30 minuti, o finché sono tenere.

Trasferire le mele in piatti da portata singoli riscaldati. Servire con panna montata o yogurt naturale.

Informazioni nutrizionali per porzione: Kcal: 294 Proteine: 3g, Carboidrati: 31g, Grassi: 18g

32.   Banane alla brace

Ingredienti:

4 banane

2 frutti della passione

4 cucchiai di succo d'arancia

4 cucchiai di estratto di arancia

Crema aromatizzata:

5 fl oz di panna

3 cucchiai di zucchero a velo

2 cucchiai di estratto d'arancia

Preparazione:

Per fare la crema al gusto di arancia, versare la panna in una ciotola e cospargere sopra lo zucchero a velo. Frullare il composto fino a quando non si è montato. Versare con cura l'estratto di arancia e far raffreddare in frigorifero fino al momento del consumo.

Sbucciare le banane e mettere ognuna su un foglio di carta.

Tagliare il frutto della passione a metà e spremere il succo di ogni metà su ogni banana. Cospargere il succo d'arancia e l'estratto.

Piegare il foglio con cura sopra la parte superiore delle banane in modo che siano completamente chiuse.

Posizionare i pacchi su una teglia da forno e cuocere sulla brace per 10-15 minuti, o fino a quando sono teneri (prova inserendo uno stuzzicadenti).

Trasferire i pacchi sui piatti da portata. Aprire i pacchi di stagnola e poi servire subito con la crema al gusto di arancia.

Informazioni nutrizionali per porzione: Kcal: 380 Proteine: 2g, Carboidrati: 43g, Grassi: 11g

33. Pollo veloce

Ingredienti:

7 once petto di pollo, disossato e senza pelle, tagliato in bocconcini

2 tazze di brodo di pollo

1 tazza di yogurt greco magro

½ tazza di prezzemolo fresco, tritato

½ cucchiaino di sale marino

¼ cucchiaino di pepe macinato

1 cucchiaio di origano

1 pomodoro piccolo, tritato finemente

1 piccola cipolla, tritata finemente

4 tortillas di mais

Preparazione:

Unire il brodo di pollo e la carne di pollo in una pentola profonda. Portare ad ebollizione. Ridurre il fuoco e continuare a cuocere per circa 10-15 minuti.

Togliere dal fuoco e far raffreddare un po'.

In una grande ciotola, unire lo yogurt greco, carne di pollo, prezzemolo, sale e pepe. Mescolare delicatamente fino a quando il pollo è ben coperto.

Stendere il composto sopra le tortillas e aggiungere il pomodoro tritato, la cipolla, e un po' di origano.

Arrotolare e servire.

Informazioni nutrizionali per porzione: Kcal: 167, Proteine: 21g, Carboidrati: 14.5g, Grassi: 5g

34.   Zuppa di pomodoro fatta in casa

Ingredienti:

2 once di pomodori, pelati e tritati grossolanamente

Pepe nero macinato a piacere

1 cucchiaio di sedano tritato finemente

1 cipolla, tagliata a dadini

1 cucchiaio di basilico fresco, tritato finemente

acqua dolce

Preparazione:

Preriscaldare una padella antiaderente su una temperatura medio-alta. Aggiungere cipolle, sedano e basilico fresco. Cospargere di pepe e soffriggere per circa 10 minuti, fino a quando diventa caramellato.

Aggiungere il pomodoro e circa ¼ tazza d'acqua. Ridurre il fuoco al minimo e far cuocere per circa 15 minuti, fino a quando si sarà ammorbidito. A questo punto aggiungere circa 1 tazza di acqua e portare ad ebollizione. Togliere dal fuoco e servire con prezzemolo fresco.

Informazioni nutrizionali per porzione: Kcal: 21 Proteine: 0.7g, Carboidrati: 4.9g, Grassi: 0,9 g

35. Lattuga croccante con mais

Ingredienti:

4 foglie di lattuga

4 cucchiai di mais dolce

4 cucchiai di fagioli rossi

1 pomodoro piccolo, tritato finemente

4 cucchiai di tonno, senz'olio

Formaggio grattugiato, 0,7oz

½ cucchiaino di sale marino

4 tortillas di mais

Preparazione:

In una piccola ciotola, unire tonno con mais dolce, fagioli rossi, formaggio grattugiato e pomodoro tritato.

Riscaldare le tortillas in un forno a microonde per circa un minuto. Stendere po' di composto su ogni tortilla, aggiungere la lattuga e avvolgere. Fissare con lo stuzzicadenti.

Informazioni nutrizionali per porzione: Kcal: 185, Proteine: 29g, Carboidrati: 21g, Grassi: 7g

36.   Dolce di patate e salmone

Ingredienti:

1 patata dolce, affettata

1lb filetto di salmone fresco

2 tazze di latte

2 uova

1 cucchiaino di sale marino

1 cucchiaio di olio di lino

1 tazza di farina per tutti gli usi

½ tazza di pangrattato

½ tazza di prezzemolo, tritato finemente

Olio vegetale

Preparazione:

Mettere la patata in una pentola profonda. Aggiungere acqua sufficiente a coprirla e portare ad ebollizione. Cuocere a fuoco lento. Togliere dal fuoco e versare in un ciotola. Aggiungere un cucchiaino di sale, latte e olio. Mescolare fino a creare una purea liscia. Mettere da parte.

Tritare finemente il filetto di salmone e mescolarli con la purea di patate dolci. Aggiungere la farina, le uova, e prezzemolo. Mescolare fino ad amalgamare bene. Usando le mani, formare dei tortini di spessore da 1 pollice e cospargere di pangrattato.

Preriscaldare l'olio a fuoco medio-alto. Friggere ogni tortino per circa 2-3 minuti per ogni lato.

Informazioni nutrizionali per porzione: Kcal: 325, Proteine: 45g, Carboidrati: 41g, Grassi: 16g

37.   Muffin inglesi

Ingredienti:

1 tazza di farina per tutti gli usi

¼ di tazza di zucchero di canna

¼ di cucchiaino di sale marino

1 cucchiaino di lievito

1 cucchiaio di burro di mandorle biologico, sciolto

2 tazze di latte

Preparazione:

Unire gli ingredienti secchi in una grande ciotola e mescolare bene. Ora mescolare delicatamente con 1 cucchiaio di burro di mandorle fuso e il latte, fino a quando la pasta forma una palla. È possibile aggiungere ancora un po' di latte per ottenere la giusta consistenza. Mescolare bene per qualche minuto, usando le mani o un miscelatore elettrico. L'impasto diventerà molto appiccicoso. Ora aggiungere un po' di farina (2 cucchiai dovrebbero essere sufficienti) per ottenere un impasto bello liscio. Coprire e lasciare lievitare per circa 15 minuti.

Nel frattempo, preriscaldare il forno a 350 gradi. Utilizzare uno stampo per muffin per modellare i dolcetti. Cuocere per circa 20 minuti, fino a quando diventano marroni.

Informazioni nutrizionali per porzione: Kcal: 287, Proteine: 24g, Carboidrati: 29g, Grassi: 14g

38. Frittelle di zucca

Ingredienti:

5 albumi

½ cucchiaio di cannella

¼ di tazza di avena

zucchero

1 cucchiaio di semi di lino

1/3 tazza di zucca fresca in scatola o purè

Preparazione:

Mescolare tutti gli ingredienti insieme. Poi, scaldare la padella fino a quando è completamente calda. Non tenerla a temperatura elevata. Deve essere calda a temperatura media e mantenerla così. Utilizzare un grande cucchiaio per mettere gli ingredienti miscelati nella padella. Fondamentalmente, questa è la parte più facile. Fare le frittelle ora come di consueto.

Informazioni nutrizionali per porzione: Kcal: 198, Proteine: 28g, Carboidrati: 31g, Grassi: 14g

39. Mix di frutta

Ingredienti:

1/3 tazza di mirtilli (congelati)

mezzo bicchiere di succo d'arancia

1 ½ tazze di yogurt bianco

1 tazza di fragole

1 o 2 banane

ghiaccio tritato se necessario

e un cucchiaio di miele

Preparazione:

Mettere tutti gli ingredienti nel bicchiere del frullatore e frullare finché la miscela è liscia. Se necessario, aggiungere un po' di succo d'arancia.

Informazioni nutrizionali per porzione: Kcal: 89, Proteine: 8g, Carboidrati: 17g, Grassi: 3g

40. "Nori sushi"

Ingredienti:

<u>Riso:</u>

1 e 3/4 tazze di parnsips freschi

3 cucchiai di noci di macadamia, tritate

3 cucchiai di pinoli, tritati

1 cucchiaio di olio di lino o di semi di canapa

1 ½ cucchiaio di nettare di agave

2 cucchiai di succo di limone

1-2 pizzichi di sale marino celtico

1 cucchiaio di miso

1 avocado

½ tazza di germogli (germogli di zenzero, germogli di girasole)

<u>Sushi:</u>

1 carota media

1 peperone rosso

1 gambo di sedano

1 scalogno

1 cetriolo

1 zucchina gialla

Marinata:

olio di sesamo, 3 cucchiai

1 cucchiaio di semi di sesamo nero

2 pizzichi di sale

2 cucchiai di succo di limone

Preparazione:

Stendere 2-3 cucchiai di riso sul foglio nori. Mettere 1-2 cucchiai di verdure marinate sopra. Stendere, con alcuni pezzi di avocado. Prendere i germogli e posizionarli su avocado e riso. È possibile ruotare il sushi con un tappetino sushi o utilizzare le dita. Con un coltello tagliare il rotolo nori in 5-6 parti uguali.

Impiattare i 5 rotoli nori e guarnire il piatto con erba cipollina, aglio e semi di sesamo.

Informazioni nutrizionali per porzione: Kcal: 254, Proteine: 36g, Carboidrati: 45g, Grassi: 17g

Spuntini

41. Insalata di noci e fragole

Ingredienti:

½ tazza di noci tritate

2 tazze di fragole fresche

1 cucchiaio di sciroppo di fragole

2 cucchiai di panna senza grassi

1 cucchiaio di zucchero di canna

Preparazione:

Lavare e tagliare le fragole a pezzetti. Mescolare con noci tritate in una ciotola. Unire a parte lo sciroppo di fragola, panna senza grassi e zucchero di canna. Sbattere bene con una forchetta e utilizzare sopra l'insalata.

Informazioni nutrizionali per porzione: Kcal: 180, Proteine: 29g, Carboidrati: 27g, Grassi: 19g

42. Fagioli cremosi

Ingredienti:

1 tazza di fagioli verdi, cotti

1 pomodoro medio

1.5 tazza di ricotta

1 cucchiaino di salsa di aglio

1 cucchiaio di olio di lino

Sale e pepe a piacere

Preparazione:

Mettere a bagno i fagioli in acqua per 30 minuti. Lavarli e scolarli. Tagliare il pomodoro a pezzetti e mescolarlo con gli altri ingredienti. Condire con sale e pepe. Servire freddo.

Informazioni nutrizionali per porzione: Kcal: 197, Proteine: 40g, Carboidrati: 38g, Grassi: 21g

43. Cavolo rosso grattugiato

Ingredienti:

1 tazza di cavolo rosso grattugiato

½ tazza di carota grattugiata

½ tazza di barbabietola grattugiata

1 tazza di formaggio feta

3 cucchiai di mandorle tritate

1 cucchiaio di estratto di mandorla

1 cucchiaio di olio di mandorle

sale qb

Preparazione:

Mescolare le verdure in una ciotola capiente. Aggiungere il formaggio feta, mandorle tritate e l'estratto di mandorla. Condire con olio di mandorle e sale. È possibile aggiungere un po' di succo di limone o aceto, ma è opzionale.

Informazioni nutrizionali per porzione: Kcal: 186, Proteine: 36g, Carboidrati: 45g, Grassi: 17g

44.   Fagiolini piccanti

Ingredienti:

½ tazza di fagioli verdi, cotti

1 pomodoro grande

1 tazza di radicchio tritato

2 scatole di tonno, senza olio

1 cucchiaio di salsa di pomodoro

1 cucchiaino di peperoncino in polvere

½ cucchiaino di pepe

½ cucchiaino di tabasco

1 cucchiaio di olio d'oliva

sale qb

Preparazione:

In primo luogo, preparare una salsa piccante. Mescolare la salsa di pomodoro con peperoncino, pepe e salsa di tabasco fino ad avere un impasto omogeneo (è possibile aggiungere qualche goccia di succo di limone, ma è opzionale). Lavare e tagliare il pomodoro, mescolarlo con gli altri ingredienti e la salsa piccante. Condire con olio e sale.

Informazioni nutrizionali per porzione: Kcal: 232, Proteine: 31g, Carboidrati: 45g, Grassi: 17g

45. Rucola primaverile

Ingredienti:

1 pomodoro grande

1 piccola cipolla

1 cucchiaio di aglio in polvere

1 tazza di rucola tritata

1 tazza di ricotta

1 cucchiaio di succo di limone

Sale e pepe a piacere

Preparazione:

Lavare e tagliare le verdure. Unire gli ingredienti in una grande ciotola e condire con succo di limone, sale e pepe.

È possibile aggiungere un po' di peperoncino, curry, curcuma o zenzero, a piacere. Questo è opzionale.

Informazioni nutrizionali per porzione: Kcal: 10 Proteine: 2g, Carboidrati: 3g, Grassi: 0g

46. Quinoa e formaggio

Ingredienti:

1/3 tazza di quinoa

1 tazza di rafano tritato

½ tazza di cavolo grattugiato

½ tazza di formaggio feta

olio d'oliva

sale qb

Preparazione:

In primo luogo, cucinare la quinoa. Per cuocere una tazza di quinoa, servono due tazze di acqua. Ci vogliono circa 20 minuti, ad una temperatura bassa per cucinare la quinoa. Togliere dal fuoco e scolare. Lasciarla raffreddare per un po'.

Mescolare la quinoa con rafano tritato e cavolo grattugiato. Aggiungere formaggio feta, olio di oliva, e un po' di sale.

Informazioni nutrizionali per porzione: Kcal: 204 Proteine: 13g, Carboidrati: 18g, Grassi: 9g

ALTRI TITOLI DELL'AUTORE

70 ricette efficaci per prevenire e risolvere i vostri problemi di sovrappeso: bruciate velocemente le calorie con una dieta appropriata ed una alimentazione intelligente

di

Joe Correa CSN

48 ricette per risolvere i problemi di acne: un modo veloce e naturale per porre fine ai vostri problemi di acne in meno di 10 giorni!

di

Joe Correa CSN

41 ricette per prevenire l'Alzheimer: riducete o eliminate il vostro stato di Alzheimer in 30 giorni o meno!

di

Joe Correa CSN

70 ricette efficaci contro il cancro al seno: per prevenire e combattere il cancro al seno con una alimentazione intelligente e cibi efficaci.

di

Joe Correa CSN

www.ingramcontent.com/pod-product-compliance
Lightning Source LLC
Chambersburg PA
CBHW051033030426
42336CB00015B/2846